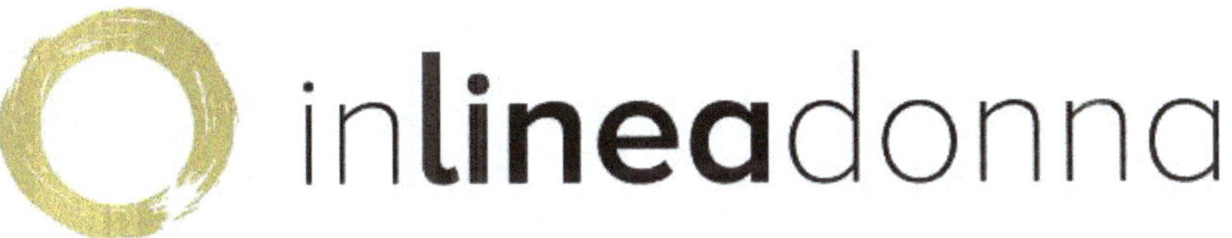

Di Orsola Bruno

Abbi cura del tuo corpo,

è l'unico posto in cui devi vivere

- Jim Rohn

In Linea Donna

In Linea Donna

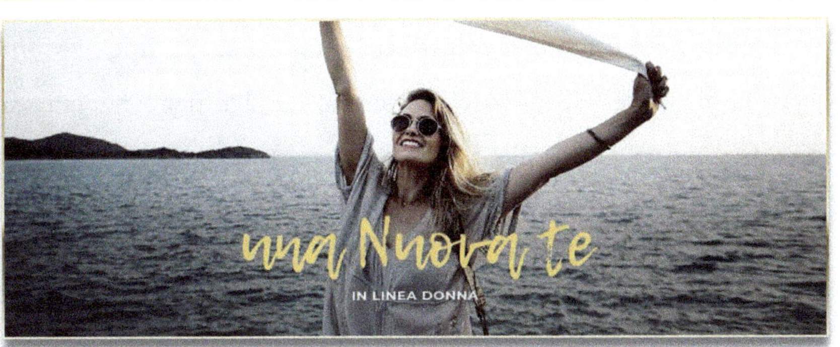

BENVENUTA/O NEL PRIMO GIORNO DELLA TUA NUOVA VITA

Se hai ricevuto questo libro è perché in qualche modo sei venuta in contatto con noi. Forse perché la dott.ssa Orsola Bruno ti è apparsa centinaia di volte sui social o forse perché ti sei resa conto che hai bisogno di aiuto per riprendere in mano la tua vita e ricominciare a dedicarti le cure che meriti davvero. Questo manuale ti aiuterà ad approfondire cosa sia il metodo IN LINEA DONNA e perché riusciamo a garantirti una remise en forme in sole 8 settimane.

Scoprirai che In Linea Donna non è solo dimagrimento. Si tratta di un percorso di rinascita, dove imparerai ad prenderti cura di te e del tuo benessere. Imparerai un nuovo stile di vita, che ti permetterà di godere dei momenti di svago senza che il tuo corpo ne risenta. Scoprirai che dedicarti del tempo non significa levarlo alla famiglia e alle cose importanti: significa rigenerarsi comprendendo che anche tu sei importante e che se stai bene anche tutto quello che ti circonda ne trarrà vantaggio. Acquisirai una nuova energia e ti sembrerà quasi di aver moltiplicato il tempo.

Questo nuovo stile di vita sarà evidente sul tuo corpo e sul tuo viso. Siamo certe che una volta scoperto In Linea Donna non tornerai più indietro.

In questo manuale scoprirai cosa puoi fare di pratico a casa.

Inquadrando il codice qr qui in basso potrai prenotare la tua consulenza a 97 € (se non lo hai già fatto) e ricevere subito la spazzola per il dry brushing in regalo.

Avrai anche la possibilità di provare gratis un trattamento di un'ora e mezza con tecnologie e manualità specifiche per te e per i tuoi inestetismi.

Ti aspettiamo e non vediamo l'ora di conoscerti.

In Linea Donna

DISCLAIMER

Per quanto gli autori di questo libro si sforzino di fornire informazioni corrette e attendibili, i suoi contenuti non hanno lo scopo di fornire consigli medici individuali e in nessun caso possono costituire la prescrizione di un trattamento, la visita specialistica o il rapporto diretto con il proprio medico curante.

Il materiale e le informazioni contenute nel presente libro sono state elaborate soltanto a scopo informativo. Pertanto, ogni decisione presa sulla base di queste indicazioni è personale: gli autori non possono essere ritenuti responsabili dei risultati o delle conseguenze di un qualsiasi utilizzo o tentativo di utilizzo delle informazioni pubblicate su questo libro. Gli autori inoltre, non si assumono alcuna responsabilità in caso di omissioni di informazioni, refusi o errori di trascrizione in qualsiasi dei contenuti pubblicati.

Gli autori del libro si rendono disponibili a correggere, migliorare e ampliare i contenuti e ad accogliere eventuali segnalazioni, al fine di offrire un servizio d'informazione sempre aggiornato e attendibile.

Le raccomandazioni qui presentate non dovrebbero essere adottate senza una revisione completa dei riferimenti scientifici a supporto ed una visita medica.

Con la richiesta di consigli alimentari si deve tener presente che essi non sono una dieta.

I consigli nutrizionali e/o d'integrazione alimentare sono rivolti tuttavia a persone sane senza nessun tipo di problema o patologia legato all'alimentazione.

La conclusione è comunque quella di non intraprendere programmi alimentari senza aver consultato prima il proprio medico di fiducia.

L'uso delle indicazioni, di qualsiasi natura siano, presentate in questo libro sono a completa discrezione e responsabilità del lettore.

In Linea Donna

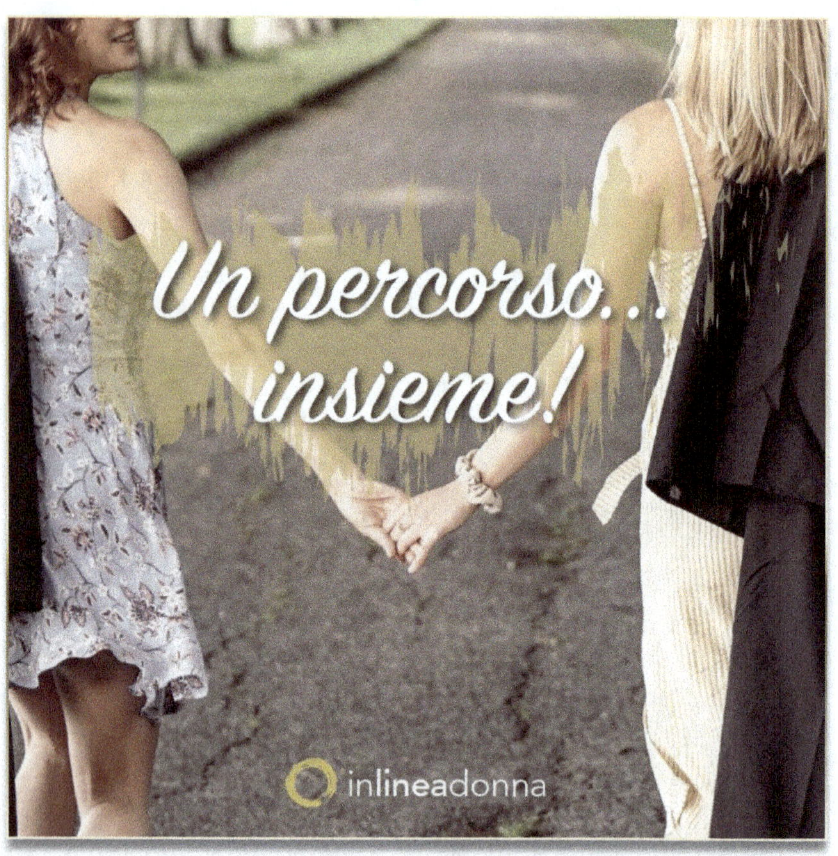
Un percorso...
insieme!
inlineadonna

In Linea Donna

IL METODO IN LINEA DONNA

In Linea Donna è il primo programma di Remise en forme in grado di garantire risultati visibili già dalle primissime sedute.

Questo programma studiato e ideato dalla dott.ssa Orsola Bruno ti permetterà di raggiungere i tuoi obiettivi in sole 8 settimane.

Il programma trova la sua forza in un metodo integrato tra stile di vita sano, manualità delle nostre operatrici esperte e l'utilizzo di tecnologie all'avanguardia.

Il metodo In Linea Donna lavora sulla persona nel suo complesso, migliorandone lo stile di vita, la sensazione di benessere, la sua circolazione e la sua postura. Quest'ultimo è un aspetto spesso sottovalutato, ma importantissimo. La postura sbagliata può creare degli scompensi circolatori e blocchi linfatici, di conseguenza può portarci ad avere quei fastidiosissimi inestetismi localizzati. Il metodo si avvale di tecnologie estetiche evolute in grado di agire sul dimagrimento sia generalizzato che localizzato. Inoltre lo staff è formato per poterti consigliare anche i giusti esercizi fisici adatti all'obiettivo che si intende raggiungere.

Con in Linea Donna non si accede ad alcun trattamento senza prima fare una corretta analisi della persona per individuare le problematiche e capire lo stile di vita che l'ha portata a non piacersi più e di conseguenza a rivolgersi a noi.

In base alle valutazioni fatte in fase di consulenza verrà cucito un percorso fatto su misura per te, che terrà in considerazione i tessuti e la circolazione, l'attività fisica e lo stile di vita, esigenze e necessità al fine di costruire un programma personalizzato in grado di riportare il corpo in equilibrio e in una condizione ideale per poter raggiungere il prima possibile i risultati desiderati.

La prima fase del metodo In linea Donna ha come obiettivo il riequilibrio corporeo. In questa fase, lavoriamo sulla detossinazione, miglioriamo la circolazione, apportiamo la giusta idratazione al corpo, cercando di restituire tutti gli elementi essenziali come vitamine e sali minerali di cui ha bisogno per poter essere nella condizione giusta per rispondere bene ai trattamenti ricevuti. Un corpo non equilibrato, disidratato, con una cattiva postura e intossinato non risponderà a nessun tipo di trattamento.

In questa fase è molto importante anche la giusta integrazione di vitamine. Ci sono alcune vitamine e minerali che puoi assumere per assicurarti che il tuo corpo funzioni nel modo più efficiente possibile per la rimessa in forma. L'aggiunta di **alcuni integratori**

vitaminici sicuri potrebbe fornire la spinta extra di cui hai bisogno per rimanere in linea con il tuo percorso.

Ad esempio la vitamina D è fondamentale per **un sistema immunitario sano**. Il tuo corpo può ricevere tutta la vitamina D di cui ha bisogno grazie al sole. Eppure la maggior parte delle persone oggi trascorre troppo tempo in casa o vive in climi in cui il sole non splende sempre. Ottenere abbastanza vitamina D dal cibo è difficile, quindi gli integratori sono spesso raccomandati. Livelli adeguati di vitamina D possono anche aiutare a migliorare il buon umore, secondo alcune ricerche un atteggiamento positivo è fondamentale anche per mettersi in gioco e cambiare stile di vita. Inoltre sempre più studi hanno collegato la mancanza di vitamina D con un aumento di peso. Uno studio del 2011 ha rilevato che **gli adulti in sovrappeso e obesi che assumevano integratori di calcio e vitamina D** hanno perso molto più grasso nello stomaco rispetto alle persone che non assumevano integratori.

Un altro integratore che spesso viene consigliato è il magnesio. Il magnesio è necessario per la produzione di energia nel corpo. Questo minerale agisce come cofattore in più di 300 sistemi enzimatici. Questi sistemi sono responsabili di un'ampia gamma di reazioni nel corpo, tra cui:

- controllare il glucosio nel sangue

- regolare la pressione sanguigna

- mantenere le ossa forti

- mantenere il sistema nervoso funzionante senza intoppi

Alcuni sondaggi hanno mostrato che sempre più persone sono carenti di magnesio per cui una buona integrazione potrebbe aiutare.

Questi sono solo alcuni esempi di integratori utili.

Se stai pensando di prendere una vitamina o un integratore per aiutarti nella tua remise en forme, **parlane con il tuo medico per discutere di potenziali vantaggi e rischi di ogni prodotto.**

In una seconda fase le nostre operatrici lavoreranno sui fasci muscolari contratti spesso causa di inestetismi più o meno localizzati. Rilassando le tensioni muscolari il corpo sarà più pronto a ricevere l'azione delle tecnologie estetiche. In questo modo i trattamenti avranno dei risultati straordinari e soprattutto duraturi nel tempo.

Solo in questo momento, dopo aver riportato il corpo in una condizione di benessere ed equilibrio inizieremo ad utilizzare le tecnologie più specifiche per gli inestetismi localizzati.

In Linea Donna

In istituto possiamo vantare la presenza delle tecnologie estetiche più evolute nell'ambito del dimagrimento presenti al momento sul mercato. La vasta scelta di tecnologie ci permette di poter risolvere qualsiasi inestetismo, lavorando sia sul tutto il corpo che sul grasso localizzato.

Le nostre tecnologie sfruttano infrarossi, ultrasuoni, massaggio endodermico, variazioni di temperature, movimento aerobico, microsaune e quanto di meglio l'innovazione possa metterci a disposizione. Tanti trattamenti diversi per soddisfare tutte le esigenze e per potenziare e velocizzare al massimo i risultati desiderati.

Ciò che rende unico ed esclusivo il percorso In Linea Donna è proprio la capacità e la possibilità di far interagire fra di loro tante metodiche diverse in contemporanea così da riuscire a risolvere gli inestetismi più ostili, anche quelli che non hanno risposto a diete e attività fisiche intense.

Allora forza e coraggio… Si parte!

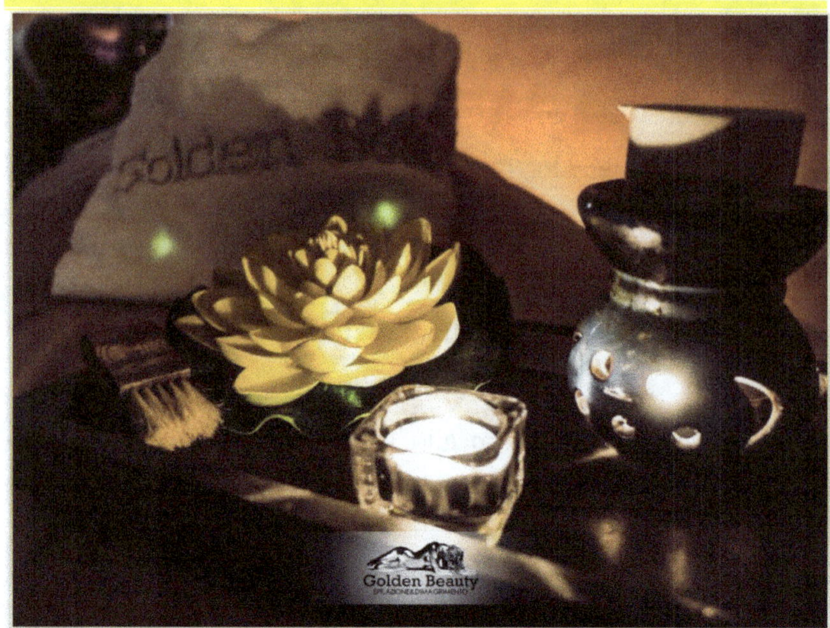

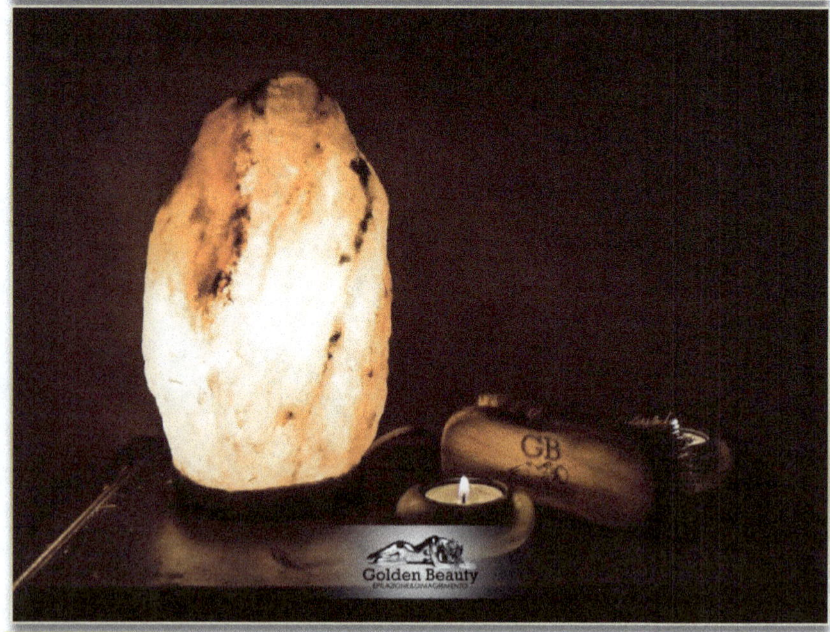

In Linea Donna

GLI 8 SEGRETI DI ORSOLA

"Il mio desiderio più grande è trasmettere, attraverso il mio metodo In Linea Donna, il miglior stile di vita per poter mantenere in modo duraturo i risultati ottenuti e trasmettere l'importanza di dedicare al proprio corpo le attenzioni di cui ha bisogno ricordando sempre che è l'unico posto in cui vivremo"

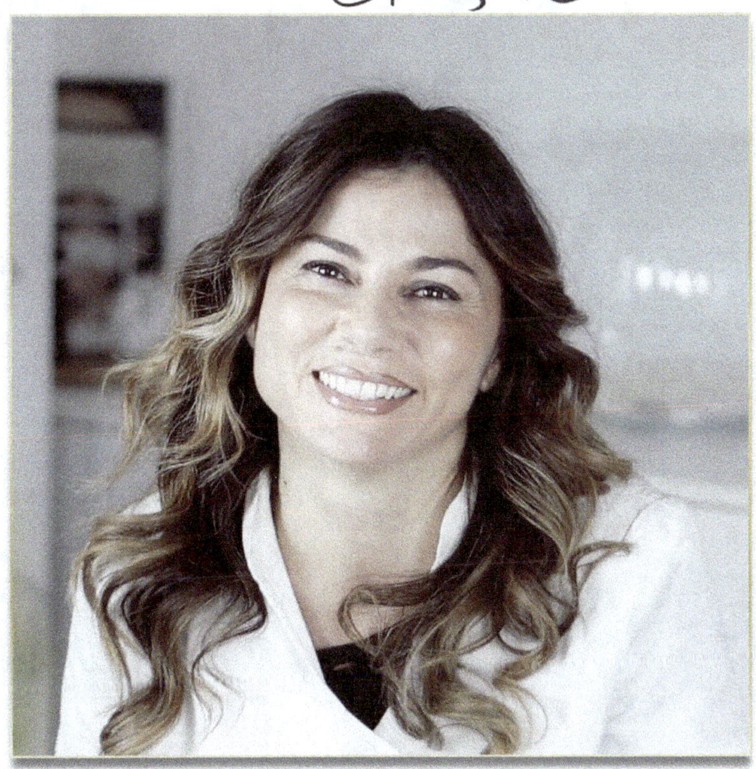

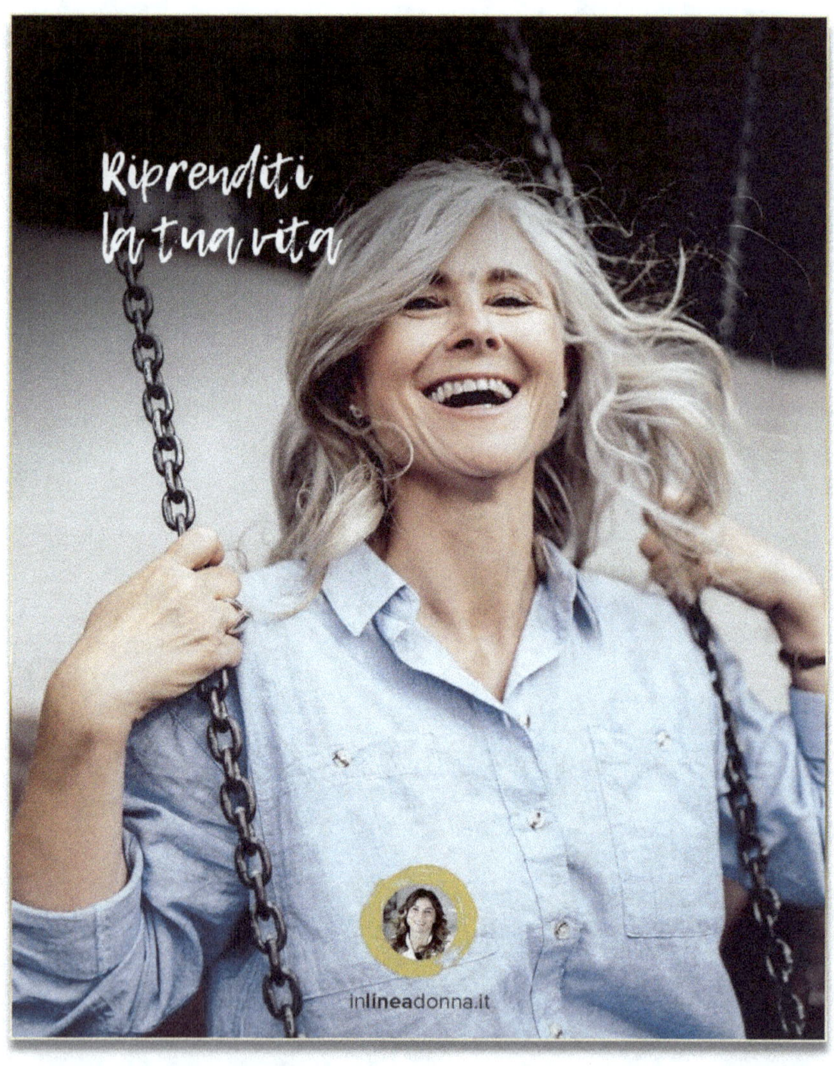
Riprenditi
la tua vita
inlineadonna.it

Ecco alcuni consigli pratici per una Remise en forme straordinaria:

1- TEMPO PER TE STESSA

Una risorsa molto importante è il tempo, un bene prezioso che non possiamo acquistare né vendere. Per cui dobbiamo cercare di sfruttarlo nel migliore dei modi possibili. Generalmente noi donne siamo molto brave ad organizzarci tra le varie attività da svolgere. Riusciamo in modo magistrale a dedicare del tempo a tutto e tutti, ci barcameniamo tra mille ruoli diversi, siamo mamme, mogli, figlie, lavoratrici e riusciamo a fare tutto egregiamente, solo che c'è sempre qualcuno a cui non ci dedichiamo mai, o che trascuriamo o a cui non diamo la dovuta attenzione.

Indovina chi è?

Esatto: NOI STESSE.

Questo può andar bene a 20 anni a 30 forse in cui madre natura pensa a tutto ma quando iniziamo ad arrivare ai 40 anni e peggio ancora ai 50 la vita ci presenta il conto e lo specchio diventa spietato e l'immagine riflessa di quella donna che abbiamo di fronte proprio non ci piace e non rispecchia quello che avevamo impresso nel nostro cervello.

Per cui : DEDICATI DEL TEMPO. Questo risulta fondamentale per perseguire lo scopo che ci siamo prefisse e cioè il miglioramento del nostro benessere psicofisico. Cerca di essere costante e soprattutto se hai da perdere tanto, poniti degli obiettivi raggiungibili nel medio lungo termine. Faremo in modo che tu possa ritrovare la tua forma nei tempi giusti e soprattutto che tu possa mantenerla a lungo.

Una volta che avrai imparato a prenderti del tempo per te, ecco che entra in gioco l'alimentazione.

2- STILE DI VITA SANO

IL NOSTRO OBIETTIVO è renderti consapevole del fatto che uno "stile di vita sano" è l'aspetto più importante da analizzare ancora prima di capire cosa occorra mangiare o non mangiare.

Perché diciamoci la verità, come si fa a stare a dieta tutta la vita? Anzi solitamente dopo aver fatto una dieta restrittiva si riprendono velocemente i kg persi.

Mentre se acquisisci il giusto stile di vita, vedrai che mantenere la tua linea sarà un gioco da ragazzi.

La parola "dieta" ha spesso un'accezione negativa, legata all'idea di dover limitare l'assunzione di cibo. In realtà l'etimologia della parola "dieta" è da ricondursi al greco δίαιτα (diaita) che indica "vita", "stile di vita", "modo di vivere", da cui il latino diaeta. Solo un'adeguata conoscenza di "come" e "perché" è necessario comportarsi in un certo modo può aiutarci a capire meglio il **miglior STILE DI VITA** partendo magari da consigli semplici che anche l'OMS (organizzazione mondiale della sanità) ci mette a disposizione ma che a volte dimentichiamo o trascuriamo, Il compito del metodo In linea Donna è semplicemente quello di farti comprendere al meglio come poter applicare nella vita di tutti i giorni le informazioni che professori e autorità in campo scientifico ci mettono a disposizione.

Un corretto stile di vita può incidere molto sul nostro benessere e determinare il nostro futuro, e il cibo influenza non solo il nostro aspetto fisico ma anche la **nostra energia**, il nostro modo di pensare e anche il nostro umore.

Migliorare il proprio stile di vita partendo dallo scegliere con cura il cibo che tutti i giorni introduciamo nel nostro corpo può quindi migliorare e a volte rivoluzionare la nostra vita.

Non abbiamo ancora del tutto imparato a sfruttare la ricchezza per portare beneficio al nostro benessere e spesso privilegiamo troppi prodotti di origine industriale, alimenti trasformati e raffinati, che non vengono neanche conosciuti come tali; alimenti estratti e/o prodotti con tecnologie che ne alterano le caratteristiche nutrizionali; alimenti che di per se non esistevano come tali in natura e che prima di arrivare sulle nostre tavole subiscono talmente tante trasformazioni da arrivare completamente privi di sostanze nutritive.

Oggi l'eccezione è diventata la regola, non c'è più il cibo della festa ne il pranzo della Domenica, ma mangiamo sempre più del dovuto e tutti i giorni, cibi con troppe calorie vuote, zuccheri, carboidrati raffinati, grassi e proteine animali… cibo totalmente privo di Vitamine, Fibre, Micronutrienti, Antiossidanti, etc. invece fondamentali per la nostra salute.

Per cui dovremmo fare più attenzione a quello che portiamo sulla nostra tavola ricordando che la natura ci mette a disposizione tutto quello di cui abbiamo bisogno, zuccheri grassi e proteine.

Impariamo a prediligere gli zuccheri naturali quelli derivanti da frutta e verdura e limitare gli zuccheri trasformati e raffinati, evitando il cosiddetto cibo spazzatura o "Junk food", fatto solo di conservanti coloranti e zuccheri artificiali.

Selezioniamo con cura le proteine cercando di comprare pesce fresco e non di allevamento e carni sempre meno trasformate e possibilmente derivanti da allevamenti all'aperto.

In Linea Donna

I grassi scegliamo quelli vegetali come l'olio extravergine di oliva, frutta secca senza sale olio di cocco e burro chiarificato o ghee ricchi di omega 3 e omega 6.

L'equilibrio fra questi macronutrienti è fondamentale per mantenere un corpo sano

3- ACQUA

Può sembrarti banale, ma per esperienza, le donne che arrivano al Golden sono disidratate, sempre!!!

La conseguenza è ipotonia dei tessuti, muscoli tendenti alla flaccidità. Devi sapere che il 75% dell'acqua è contenuta proprio nei muscoli. Per cui se non bevi, il corpo attingerà idratazione dai muscoli di conseguenza ti troverai un corpo ipotonico e disidratato.

Quanto devi bere? Alcune fonti scientifiche dicono che il giusto apporto di acqua si calcoli con la formula di 33cl per kg di peso corporeo per cui una donna media di 60 kg dovrebbe bere almeno 2 litri di acqua al giorno, che rappresenta comunque per tutti la base di partenza . Il tutto ovviamente va personalizzato in base all'attività fisica, alle condizioni del momento e anche alla stagione in cui ci si trova; d'estate ad esempio è necessario bere di più per via dell'aumentata sudorazione.

Forse ti sembrerà difficile bere una bottiglia intera d'acqua, quindi potresti iniziare da bottigliette da mezzo litro impegnandoti a berne almeno 4 durante l'arco della giornata. Poniti come obiettivo di arrivare a 5 o 6 bottigliette al giorno. L'acqua da scegliere dev'essere naturale con un basso residuo fisso.

Ricordati di bere anche quando non hai sete, perché se non sei abituata a bere tanto il tuo corpo non ti manda il segnale di sete a sufficienza. Man mano che inizierai a bere di più, sentirai anche di più la sete. Spesso ci dite "eh ma poi sono costretta ad andare in bagno mille volte al giorno". Ricorda che questo è un inconveniente solo dei primi tempi, fintanto il corpo non si abitua e quando sarà ben idratato vedrai che non avrai più continuamente lo stimolo di urinare. Esistono anche delle utilissime app che puoi scaricare sul telefono che ti ricorderanno di bere. Bere la giusta quantità d'acqua è un elemento fondamentale per ottenere risultati. Per cui niente scuse, corri a prendere un bel bicchiere d'acqua.

4- ATTIVITA' FISICA

Un altro aspetto importante è l'attività fisica. Certo lo sai che è necessario e purtroppo più diventiamo adulte e più è indispensabile per aumentare il dispendio energetico e mantenere attivo il metabolismo. Quindi se da un lato dobbiamo mangiare meglio, dall'altro è importante inserire la giusta attività fisica.

Abbandoniamo l'idea di poter fare una vita sul divano. Dobbiamo muoverci. Se non ti piace la palestra, scegli un'attività che ti piaccia. Esistono tanti sport divertenti: il ballo, il nuoto o il tennis ad esempio. Una cosa importante da considerare è che per noi donne, che tendenzialmente abbiamo una massa muscolare inferiore a quella maschile, è fondamentale lavorare contro resistenza aggiungendo dei piccoli carichi ai nostri esercizi. Aumentare la massa muscolare si traduce anche in un aumento del metabolismo basale. La massa muscolare ci permetterà di bruciare più calorie anche a riposo. Se proprio non è un'attività che ti piace, decidi di fare pesi almeno una volta a settimana e magari due volte a settimana fai uno sport che ti appassiona di più. Oppure potresti aggiungere mezz'ora di pesi dopo il tuo abituale allenamento.

5- LO SGARRO

Finalmente una buona notizia puoi sgarrare.

PERCHÉ SGARRARE?

Vediamo le ragioni psicologiche e fisiche.

- **RAGIONI PSICOLOGICHE**

  Il cibo oltre a darci la vita è fonte di piacere e senso di soddisfazione.

  Negli anni, la società basata sulle apparenze, ha creato prima una paura e poi un senso di colpa intorno al cibo.

  Rinunciare a cibi gustosi per il palato costantemente e senza sosta, porta a una repressione psicologica.

  Questo crea un individuo ansioso, affamato, pauroso, alla continua ricerca della "dieta perfetta" che naturalmente non arriva mai.

  Ma uno sfizio da consumare con buon senso, per il puro piacere di farlo, possiamo concedercelo.

- **PERMETTONO DI PROLUNGARE LA DIETA PER UN TEMPO POTENZIALMENTE ILLIMITATO.**

  E quindi che la "dieta" diventi in realtà uno stile di vita, come accennavamo all'inizio di questo libro.

  Gli sgarri permettono di mantenere un'alimentazione sana e non eccessiva come stile di vita, potenzialmente senza limiti di durata, perché sparisce il concetto di "adesso sono a dieta".

  Che implica che a un certo punto non lo sarai più.

E se non lo sarai più riprenderai a mangiare male. Sempre. **Concendendoti i tuoi sfizi saltuariamente, e avendo modo di fare le tue uscite mondane senza troppi problemi, non hai scuse per non mangiare correttamente gli altri giorni.**

- **RAGIONI METABOLICHE**

Passiamo alle ragioni fisiologiche, quelle veramente fisiche.

Sappiamo ormai tutti, anche i muri, che stare in **un regime ipocalorico troppo a lungo "abbassa il metabolismo"**, giusto?

Ovvero tecnicamente il corpo registra un periodo di carestia e 'abbassa il termostato' interno (letteralmente, perché disperde meno calore), questo gli permette di usare e necessitare di meno cibo per la sopravvivenza.

Se siamo sempre a dieta restrittiva, l'ormone **LEPTINA** si deprime eccessivamente. Ed è proprio lui che decide l'andamento del nostro metabolismo.

Se la Leptina scende il metabolismo scende e il nostro consumo calorico a riposo diminuisce drasticamente.

Quindi è intuibile facilmente che lo scopo del gioco è riportare la Leptina in alto periodicamente, per evitare che questo accada.

Ovviamente anche in questo caso è fondamentale l'equilibrio, se sei una persona che tende ad ingrassare facilmente non eccedere con gli sgarri, comincia piano, e osserva le frequenza che vedi funzionare meglio per te Il buon senso ci insegna a mangiare fino al punto di sazietà, e non oltre. **Fermati quando sei sazio e stai bene, senza sentirti male**

È vero che i giorni di sgarro si incastrano bene con i protocolli di **Digiuno Intermittente?**

6- DIGIUNO INTERMITTENTE

Si, fare un digiuno Intermittente il giorno dopo lo sgarro potenzia l'effetto termogenico.

Dalle 16 alle 24 ore di digiuno possono essere efficaci per disintossicare il nostro corpo e per restituire all'organismo l'efficienza che viene perduta quando mangiamo e beviamo troppo.

In Linea Donna

L'uomo, nel corso della sua evoluzione, chissà quante volte avrà dovuto sopportare giorni di digiuno e probabilmente in seguito ad eventi atmosferici avversi, come lunghe siccità o inverni particolarmente rigidi, ha patito anche periodi di mancanza di cibo molto prolungati.

Anche noi, come caprioli, orsi e uccelli migratori, siamo programmati per affrontare il digiuno, breve o lungo che sia. Praticare un digiuno di 16-24 ore non è niente di traumatico per il nostro corpo, e sembra avere invece solamente dei risvolti benefici. L'aspetto interessante, emerso negli ultimi anni, è che si è osservato che quando l'organismo si trova in una condizione di carenza di cibo attiva tutta una serie di attività volte al risparmio energetico.

Facciamo un esempio. Immaginiamo di dover riscaldare una casa in pieno inverno ma abbiamo finito il denaro per acquistare il combustibile. Piuttosto che morire di freddo andiamo in cantina ed incominciamo a bruciare nel caminetto tutte le cose inutili che abbiamo accumulato per anni. A quel punto andranno benissimo carta, imballaggi, riviste e tutto quello che ci capiti per mano e che possa essere bruciato, dai mobili vecchi alle cassette di legno inutilizzate. Si presenta in sostanza un'ottima occasione per fare una pulizia radicale in casa!

Inoltre, in condizioni di ristrettezza economica, incominceremmo a risparmiare su tutto ed invece che sostituire un qualsiasi suppellettile che si sia rotto in casa, lo aggiusteremmo. Anche il nostro copro si comporta nello stesso modo. In condizioni di carenza energetica, ovvero in mancanza di cibo, l'organismo attiva l'autofagia. Questa strana parola significa letteralmente "mangiare sé stessi". L'autofagia è un meccanismo presente in tutti gli esseri viventi, dai più semplici come i moscerini ai più complessi come l'uomo, che si innesca dopo almeno 16-18 ore di mancanza di cibo e che stimola le cellule ad utilizzare a scopo energetico proteine, strutture e corpuscoli cellulari deteriorati ed inutilizzati.

Il nostro organismo, dopo anni di abbondanza di cibo, accumula tanti "detriti", ovvero strutture cellulari inutili, difettose o danneggiate tali da rivelarsi ingombranti se non anche dannose per la vita stessa della cellula. Con il digiuno l'organismo attiva una specie di riciclaggio: smantella le strutture danneggiate e le ripara e quelle che non si possono più aggiustare le converte in energia.

Un po' quello che facciamo noi con la raccolta differenziata dei rifiuti: separiamo la carta, il vetro, i rifiuti organici e gli imballaggi e li avviamo al riciclaggio mentre quelli che non possono più essere riutilizzati sono avviati all'inceneritore.

In sostanza l'organismo stimolato dal digiuno ripara meglio le cellule e gli organi e "brucia" le cose inutili. Entra così in una "modalità di risparmio energetico" che si è rivelata fondamentale nel rallentare tutti i processi degenerativi legati all'invecchiamento.

Per iniziare puoi provare ad attaccare il digiuno subito dopo aver sgarrato. Cerca di far passare almeno 16h bevendo solo acqua tisane non zuccherate e the o caffè, assolutamente niente cibo, nelle 8 ore successivi riprendi a mangiare ma sempre in modo sano senza più sgarro questa volta..

7- SPAZZOLATURA

Uno strumento utile per rinvigorire la pelle è la spazzola per il Dry Brushing.

Il dry brushing è una tecnica per fare lo scrub al corpo che consiste nello sfregare una spazzola dalle setole naturali sulla pelle asciutta (da qui il nome che letteralmente significa "spazzolamento a secco") con movimenti circolari per rimuovere le cellule morte e stimolare la circolazione in maniera efficace. Pensa che anche la super Cindy Crawford nella sua autobiografia Becoming ha affermato di fare il dry brushing tutti i giorni. Ma se con il body brushing (il modo alternativo di chiamare il dry brushing) si ottengono pelle luminosa e riduzione degli inestetismi, dobbiamo dimenticare gli scrub corpo cosmetici? No, certo che no, ma dopo aver letto i principali benefici che ti regala l'esfoliazione con la spazzola sono sicura che anche tu sarai conquistata dal dry brushing. Cellule morte, screpolature e quella fastidiosa sensazione di avere la pelle che tira sono solo alcuni dei problemi - antipatici - che il dry brushing ti risolverà in poco tempo. Eliminando infatti le cellule morte grazie alla super esfoliazione, vedrai che la tua pelle ritroverà un glow che pensavi di aver perso. L'esfoliazione con la spazzola permette di ossigenare profondamente la pelle, stimolando la circolazione, il flusso sanguigno e entrando di diritto nella classifica dei migliori metodi anti cellulite. Dona una sensazione meravigliosa di gambe leggere, anzi leggerissime, non appena avrai finito il tuo massaggio anticellulite energizzante. Inoltre questa tecnica di scrub corpo aiuta a prevenire i peli incarniti che possono venire sul corpo nel momento della ricrescita.

Stimolerai anche il sistema linfatico, non solo quello circolatorio, e questo lo rende un ottimo aiuto per la detossinazione per tutto l'anno, da abbinare a tisane e una buona alimentazione.

8- BEAUTY ROUTINE

La bellezza nasce dai piccoli gesti quotidiani.

È davvero molto importante avere una buona routine di cura del corpo e del viso.

Quindi tutti i giorni, dopo la doccia a pelle asciutta, spazzola il corpo e usa una buona crema idratante o drenante/anticellulite in base alle tue necessità.

Il viso va deterso tutti i giorni, mattina e sera. Anche se non sei truccata, ricorda di detergere a fondo anche prima di andare a dormire.

Dopo la detersione applica il tonico, prima con un dischetto imbevuto per rimuovere gli ultimi residui e poi picchiettandolo delicatamente con i polpastrelli. Spazzola il viso delicatamente, in modo da riossigenare i tessuti. Applica un siero o una vitamina. I principi attivi di questi prodotti entreranno più in profondità se hai cura di fare un buon massaggio. Poi applica una crema, antiage o idratante, in base alle tue necessità, la mattina; la sera prima di andare a letto utilizza una crema notte, genericamente più ricca e nutriente.

Sembra una faticaccia, ma ti assicuro che nel tempo non vedrai l'ora di dedicarti questa coccola quotidiana. I risultati saranno visibili già dopo una settimana.

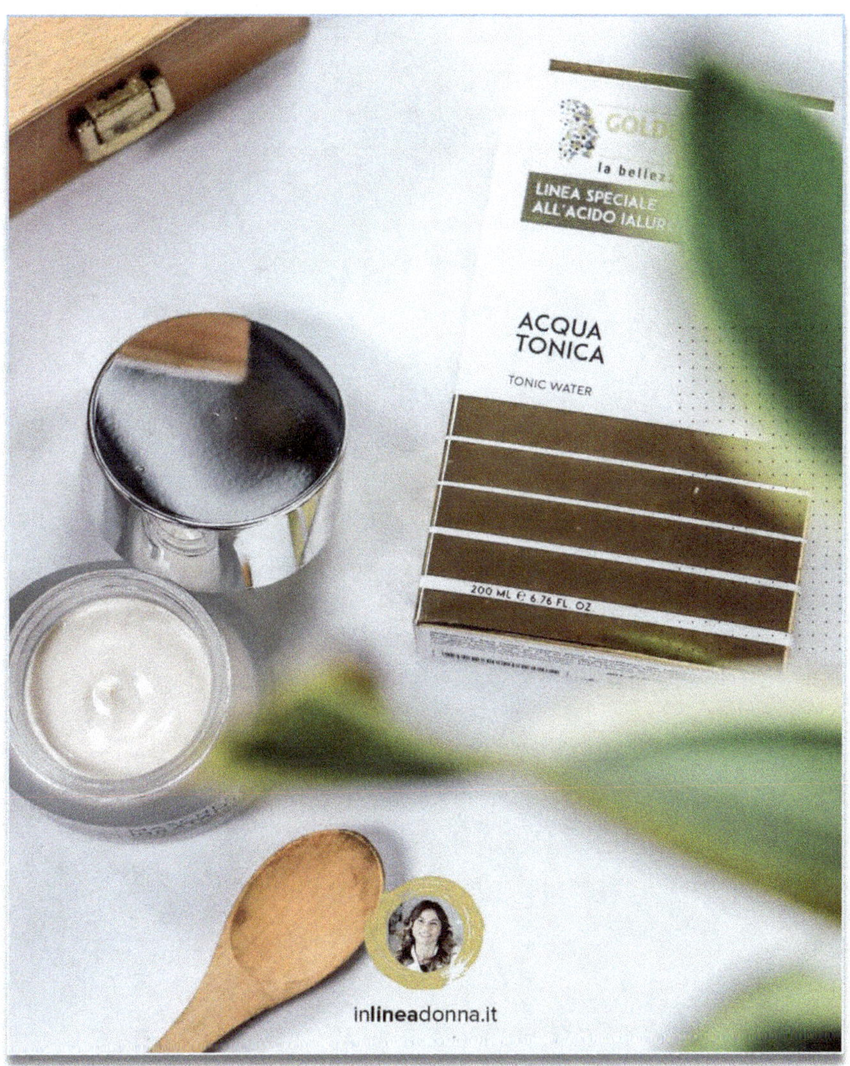
GOLD
la bellez
LINEA SPECIALE
ALL'ACIDO IALUR
ACQUA
TONICA
TONIC WATER
200 ML ℮ 6.76 FL OZ
inlineadonna.it

AUTOCURA DOMICILIARE

Ricorda che l'autocura domiciliare è parte integrante del metodo in linea donna.

Quindi dovrai associare delle piccole coccole quotidiane ad un'attività fisica.

Questi piccoli gesti contribuiranno inverosimilmente ad un risultato straordinario.

Imparerai a darti le attenzioni giuste, che meriti!

Anche in questo caso non lasciamo nulla al caso; di seguito troverai qualche consiglio su attività fisica facile da fare a casa e su come effettuare con efficacia una buona spazzolatura con la tecnica del Dry Brushing.

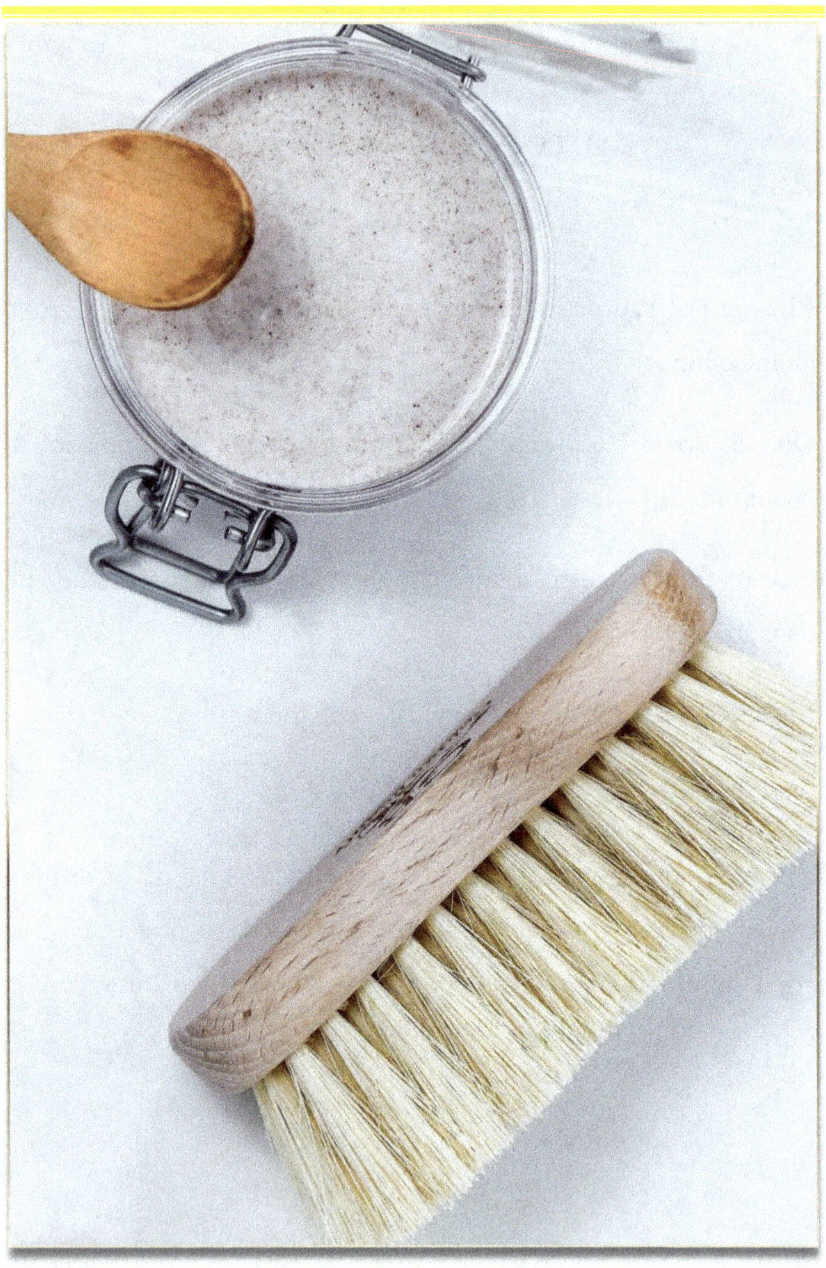

IL DRY BRUSHING

(SPAZZOLATURA A SECCO)

In Linea Donna

La spazzola Golden Beauty è completamente naturale, con impugnatura in legno di faggio e setole in fibre naturali di Tampico (una fibra vegetale estratta dall'Agave Messicana).

La cosa più importante del nostro corpo è riuscire ad eliminare le tossine che immettiamo con l'alimentazione e quelle che produciamo noi stessi. È il nostro corpo a svolgere questo compito ed è imbattibile! Senza rendercene conto, utilizziamo addirittura 5 organi per eliminare queste sostanze: colon, reni, fegato, polmoni e pelle.

Di questi, la pelle è l'organo più grande, per questo molte volte viene chiamata "terzo rene", proprio per il suo ruolo nella disintossicazione del corpo (1/3 delle tossine del corpo sono espulse proprio attraverso la pelle).

Per questo motivo, se la pelle non resta in equilibrio e non riesce ad espellere le tossine nella maniera migliore, può presentare in superficie eruzioni cutanee di varia natura:

- acne

- orticaria

- prurito

- eczemi

- psoriasi

La spazzolatura a secco o Dry Brushing consiste nel massaggiare vigorosamente il corpo con spazzole in fibra naturale.

La spazzolatura a secco è un vero e proprio rituale di benessere, utilizzata fin dai tempi più antichi vanta innumerevoli proprietà sia per il corpo che per la mente.:

1. Permette di **eliminare molto più materiale di scarto** rispetto a qualsiasi sapone.
2. **Tonifica e rassoda** la pelle prevenendone l'invecchiamento.
3. **Rimuove i primi strati di cellule morte** lasciando la pelle liscia, compatta e luminosa.
4. **Migliora la circolazione** e la penetrazione delle sostanze che si applicano successivamente sulla pelle.
5. **Drena i liquidi ed elimina i gonfiori** (ha un effetto molto importante sulla cellulite)
6. Aiuta il corpo ad **eliminare le tossine in eccesso** migliorando la circolazione superficiale.
7. Innalza la temperatura corporea superficiale **bruciando i grassi** sottopelle.

Già solo il fatto di prendere l'abitudine di dedicare 10 minuti al proprio corpo mattina e sera migliorerà notevolmente il tuo stile di vita.

Da quando abbiamo scoperto questa pratica, è stata inserita in quasi tutti i trattamenti corpo eseguiti in Istituto, così da aumentare le coccole per i nostri clienti e migliorarne i risultati finali.

Segui anche tu questi piccoli consigli e vedrai che la tua pelle risulterà incredibilmente più liscia.

Ti consigliamo di effettuare la spazzolatura 3 minuti al giorno, tutti i giorni, su corpo asciutto, con movimento dal basso verso l'alto (in direzione del cuore).

Esegui colpi lunghi restando più delicata dove la pelle è più sottile (es. pancia, interno coscia, interno braccia…) evitando le zone che sono irritate e/o danneggiate e premendo di più dove la pelle è più spessa.

Spazzola sempre in direzione del cuore, seguendo il senso della circolazione, con movimenti dal basso verso l'alto. Mai nel verso opposto: inizia sempre dalla pianta dei piedi e prosegui sulle gambe andando verso il bacino, dalle mani verso le spalle, dal basso addome verso lo sterno.

La spazzola può essere utilizzata da piccoli, giovani adulti e anziani, non ha età!

<u>Pulizia della spazzola</u>

Per pulire la spazzola: lava le setole con acqua calda e sapone neutro, risciacqua con abbondante acqua calda e lascia asciugare una notte con le setole verso il basso. In questo modo le setole diventeranno più morbide.

È buona norma lavare la spazzola almeno una volta a settimana e al primo utilizzo.

ISTRUZIONI PER L'UTILIZZO DELLA SPAZZOLA

Le informazioni che seguono sono state prese come spunto dal libro Natural Healing del dott. Jack Soltanoff.

PIEDI E GAMBE

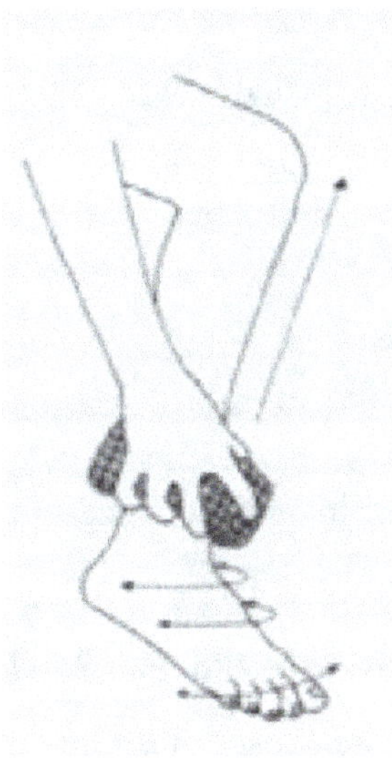

1. Friziona tutta la pianta del piede destro avanti e indietro per 7 volte. Lo stesso poi col piede sinistro. probabile che all'inizio soffrirai di solletico.

2. Friziona il dorso delle dita dei piedi avanti e indietro 7 volte. Poi fai lo stesso sul lato plantare delle dita.

3. Partendo dalle dita, spazzola da sinistra e destra il dorso del piede, 7 volte per ogni fascia, spostandoti verso l'alto fino ad arrivare alla caviglia.

4. Friziona intorno la caviglia avanti e indietro 7 volte.

5. Friziona dalla caviglia al ginocchio verso l'alto, verso il cuore, per 7 volte; gradualmente lavora su tutta la superficie della gamba senza dimenticarti l'area del ginocchio. La frizione rassoderà le ginocchia migliorando anche la circolazione nella parte posteriore del ginocchio.

6. Friziona da sopra al ginocchio all'inguine, sempre in su verso il cuore per 7 volte.

7. Lavora gradualmente intorno alla coscia in modo da coprire ogni centimetro. Poi ripeti la stessa cosa per la gamba sinistra. Fermati un momento a spazzolare la zona del inguine per attivare la circolazione linfatica.

<u>Nota: se hai un problema di cellulite qui o da qualche altra parte, raddoppia o triplica la durata della frizione in queste zone.</u>

<u>SCHIENA E GLUTEI</u>

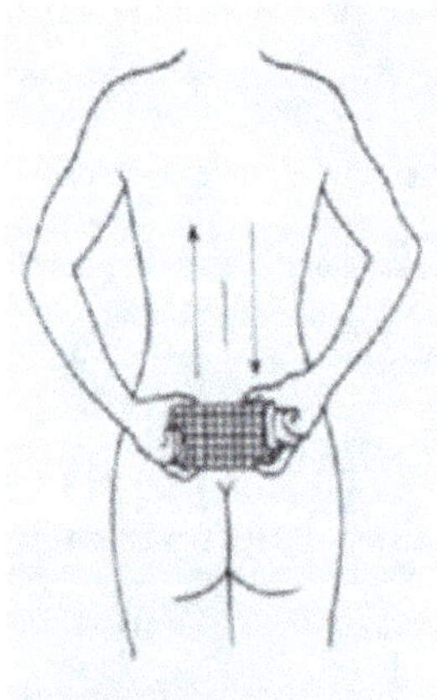

1. Friziona i glutei in tutte le direzioni coprendo tutta l'area per 7 volte.

2. Metti particolare attenzione ai glutei ed alla parte alta delle cosce perché ti aiuterà a eliminare la cellulite.

3. Tenendo la spazzola con entrambe le mani, spazzola su e giù 14 volte lungo la spina dorsale, iniziando dal coccige (la base della schiena) e andando in alto fin dove ti è possibile.

4. Completa la schiena frizionando in tutte le direzioni.

FRONTE E LATI DEL CORPO

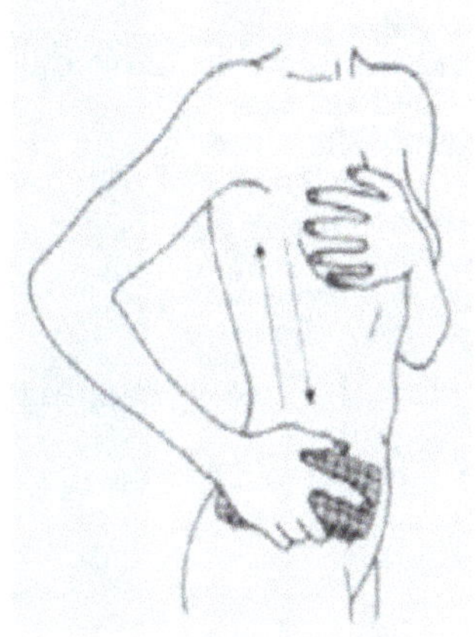

1. Tenendo la spazzola con la mano destra, friziona il lato destro su e giù 14 volte dalla parte superiore della coscia sino all'ascella. Poi fai lo stesso per il lato sinistro, usando la mano sinistra per tenere la spazzola.

2. Spazzola avanti e indietro tutto intorno la zona della vita.

3. Friziona con movimento circolare l'addome e la zona circostante, 14 volte. Iniziando in alto e continuando verso il basso, completa la parte frontale in tutte le direzioni (7 volte), ma escludi il petto (per le donne) e il viso perché sono aree in cui i tessuti sono molto sensibili.

MANI E DITA

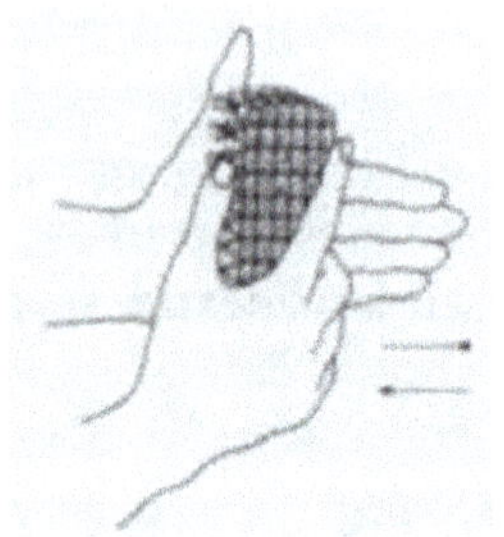

4. Tenendo estese le dita della mano destra, friziona tutto il palmo della mano dal polso fino alla punta delle dita avanti e indietro 7 volte, poi fai lo stesso per il dorso della mano.

5. Tenendo il palmo in basso, friziona lo spazio tra pollice e indice avanti e indietro 14 volte. Lo stesso con la mano sinistra

BRACCIA

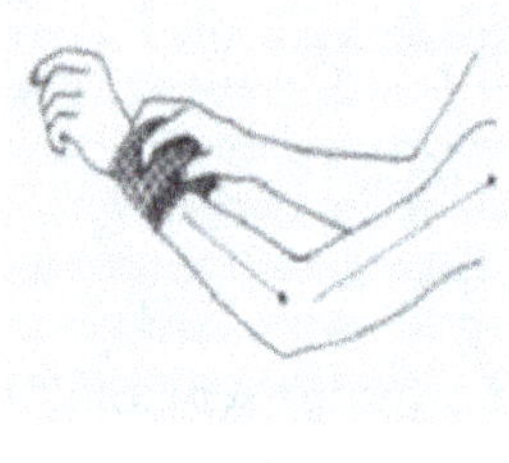

1. Friziona tutto il braccio destro dal polso al gomito andando verso l'alto, verso il cuore, per 7 volte. Continua poi dal gomito alla spalla, sempre verso il cuore, per 7 volte. Lo stesso con il braccio sinistro.

2. Tieni la spazzola ben ferma con la mano destra nella zona dell'ascella sinistra. Tenendola fissa sul posto, falla ruotare 7 volte in senso orario e 7 volte in senso antiorario. Poi fai lo stesso con l'ascella destra, usando la mano sinistra.

COLLO E BASE DELLA TESTA

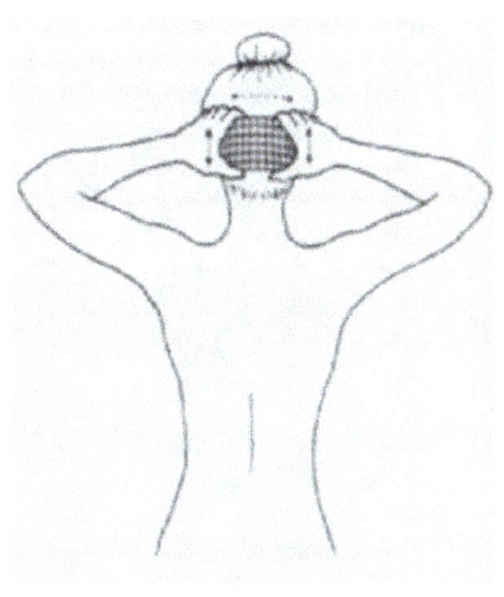

1. Reggendo la spazzola con due mani falla aderire alla base della testa, dietro, in modo che rimanga sempre nello stesso posto. Poi falla oscillare 14 volte su e giù e 14 da destra a sinistra. Questo stimolerà la pituitaria, la ghiandola principale del corpo.

2. Tenendo la spazzola con la mano destra all'altezza della nuca, falla scorrere delicatamente sul lato destro del collo fino ad arrivare davanti sulla laringe. Fallo 7 volte. Questo attiva la tiroide e l'assorbimento del calcio da parte delle paratiroidi. Lo stesso sul lato sinistro.

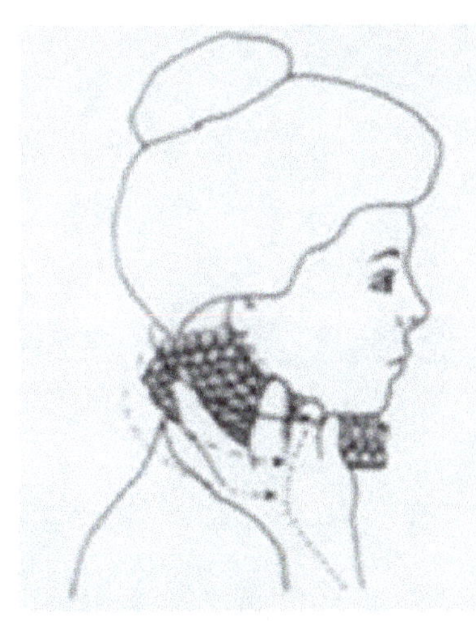

3. Tenendo la spazzola nella mano destra posiziona -la sulla schiena, proprio alla base del collo dove sentirai una piccola gobba, poi portala

delicatamente sul lato destro fino alla piccola cavità in cima allo ster-no, proprio sotto il pomo d'Adamo, 7 volte. Questo stimola il timo, la ghiandola che controlla il sistema immunitario.

In Linea Donna

ESERCIZI DA FARE A CASA

Gli esercizi che ti proponiamo sono piuttosto conosciuti, non ci sono novità che non saprai come eseguire correttamente o esercizi troppo complicati. Devi solo fare attenzione ai particolari:

- postura corretta

- respirazione

- *sentire* cosa stai facendo

Dividiamo gli esercizi per sezioni: **addominali, braccia, gambe e glutei**. Ogni esercizio comprende varie muscolature (come lo squat ad esempio) ma non li troverai ripetuti come, purtroppo, spesso accade nelle schede di questo tipo. Alcuni sono simili ma modificati in base alla zona da allenare. Puoi scegliere di fare una o più sezioni al giorno, ti consigliamo di alternarle durante la settimana in modo da non concentrarsi troppo su una sola zona. Nel senso… vuoi i glutei alti oppure la pancia piatta, ok. Ma se non alleni anche le altre parti del corpo il fisico sarà sbilanciato e non molto bello da vedere. Sarai forte in una zona, ma debole in un altra, il fisico deve essere armonico.

Nel fitness **i tempi di pausa sono importanti quanto i tempi di allenamento** del muscolo, fra un esercizio e l'altro fa una pausa di almeno 20/30 secondi.

RESPIRAZIONE

Anche la respirazione è molto importante. Quando espiri non soffiare come se volessi gonfiare un palloncino. Per ossigenarti meglio **inspira dal naso ed espira come se volessi appannare un vetro** facendo anche una piccola contrazione addominale per far uscire tutta l'aria. In questo modo riuscirai a svuotare realmente i polmoni, inoltre è un tipo di respirazione molto rilassante.

In linea di massima **si espira durante lo sforzo**, prendi quindi il respiro nella posizione di partenza e butta fuori tutta l'aria durante il movimento. Questo vale soprattutto durante gli addominali; istintivamente quando sentiamo fatica tratteniamo il respiro, se invece si fa uscire tutta l'aria (come sopra descritto) si farà meno fatica e il movimento sarà più fluido.

ESERCIZI PER ADDOMINALI

Molti esercizi per addominali prevedono il sollevamento della testa e spalle senza il sostegno delle mani, il collo ne potrebbe risentire. Per posizionare le testa nel modo giusto e non sentire il collo tirare, guarda la pancia, per precisione la parte sotto all'ombelico. In questo modo la testa andrà naturalmente sopra alle spalle e il collo sarà libero da pesi.

Le mani sostengono il collo, non tirano su la testa! Il movimento deve essere solo degli addominali, vedrai che ti solleverai meno ma almeno lo farai in modo corretto.

Crunch
10 ripetizioni

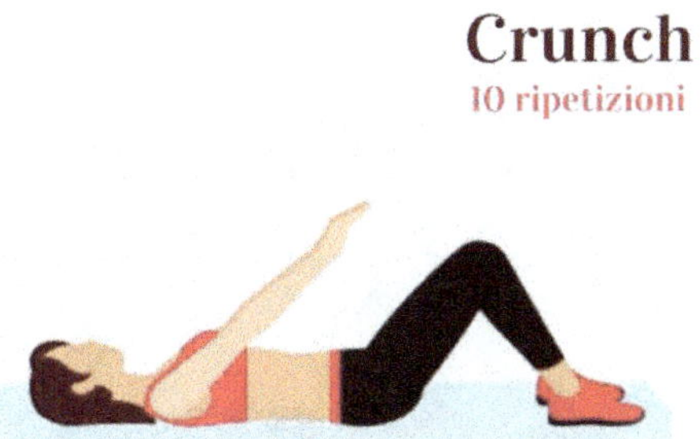

Supina, gambe piegate e piedi ben appoggiati al pavimento, i talloni sono in linea con le anche. Espirando sali con le spalle fino a superare le ginocchia con le mani

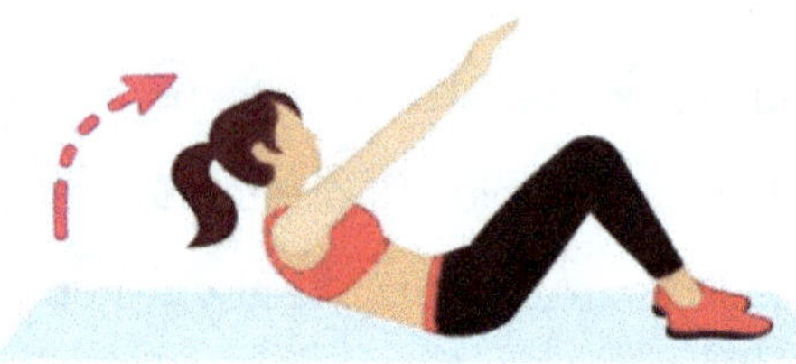

Torna alla posizione di partenza inspirando. Una volta tornata a terra mantieni la tensione senza rilassarti, farai meno fatica ad eseguire il movimento successivo. Se senti tensione al collo, sostienilo con le mani.

Sollevamento gambe tese
10 ripetizioni

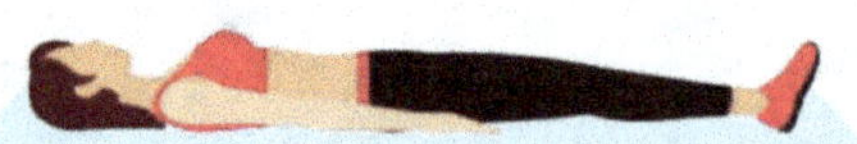

Partenza in posizione sdraiata, se ti trovi più comoda puoi mettere le mani sotto al sedere. Inspira ed espirando solleva le gambe tese 10 ripetizioni. Fai attenzione a non contrarre le spalle e il collo.

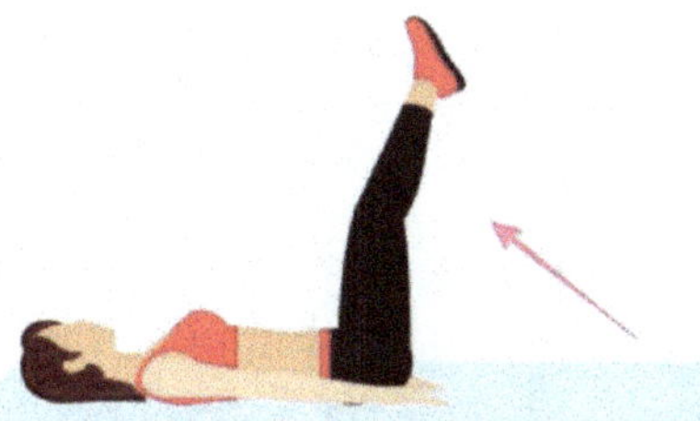

Variazione: Se lo trovi troppo pesante, porta le gambe a squadra e scendi a gambe tese finchè riesci.

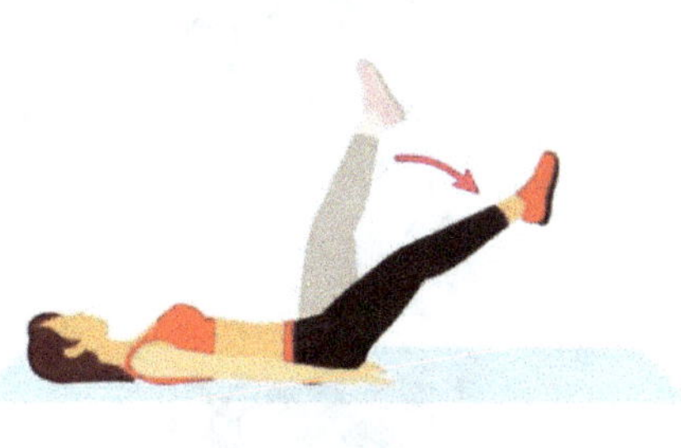

Torsione a gambe piegate
10 ripetizioni
(5 per lato)

Siediti con le gambe piegate. Sbilanciati leggermente indietro, solleva le punte dei piedi e rimani in appoggio sui talloni, mani al petto. Espirando ruota verso destra, inspira per tornare al centro, espira ruota verso sinistra. Tieni sempre contratti gli addominali.

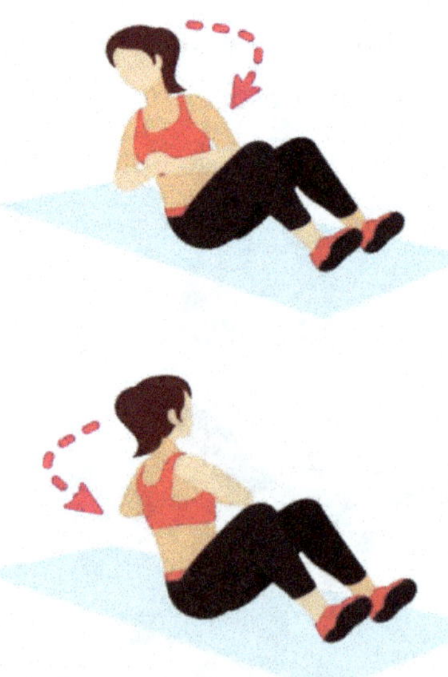

ESERCIZI PER LE BRACCIA

In molti di questi esercizi dovrai fare attenzione a mantenere gli addominali attivati. Per addominali attivati si intende quando sono contratti ma senza esagerare, sei comunque in grado di muoverti e parlare! Per attivarli e continuare a lavorare efficacemente tira un po' in dentro l'ombelico, avvicinalo leggermente alla colonna vertebrale. Attiverai quello che in pilates si chiama power house, cioè tutta la zona addominale, che oltre a renderti più stabile, proteggerà la zona lombare.

Spinta posteriore delle braccia
20 ripetizioni

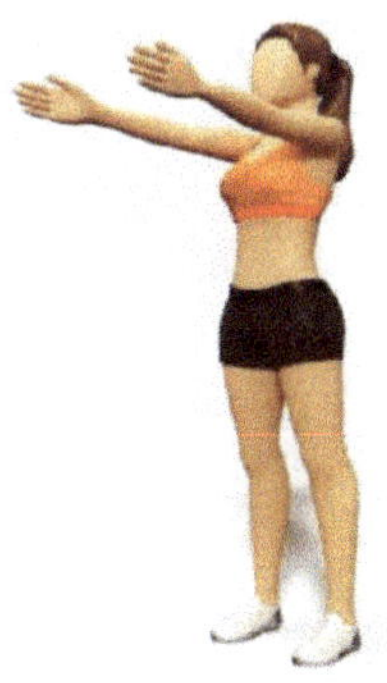

In Linea Donna

Posizione eretta, piedi leggermente divaricati. Portare le braccia tese avanti, il palmo delle mani è rivolto all'interno.

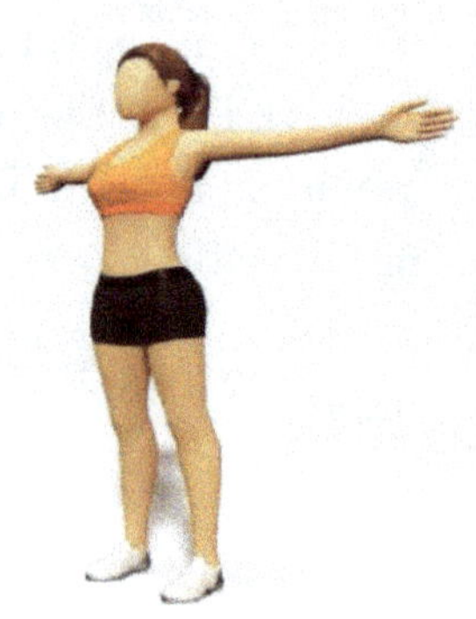

Inspira e apri il più possibile le braccia, il palmo delle mani ora è rivolto in avanti. Tieni sempre gli addominali attivati per non spanciare, lascia le spalle rilassate e lontano dalle orecchie. Espira e torna in posizione di partenza.

Tricipite con appoggio
2 serie da 10

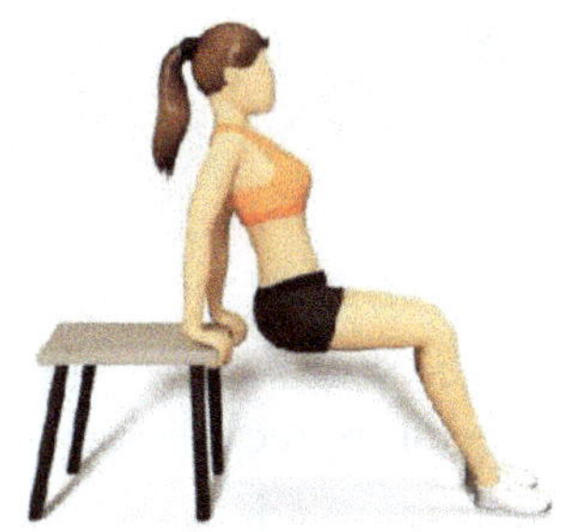

Usa una sedia, uno sgabello o un tavolino; l'importante è che sia stabile e sicuro. L'altezza giusta è quando, appoggiandoti come nell'immagine sopra, le gambe formano un angolo di 90°.

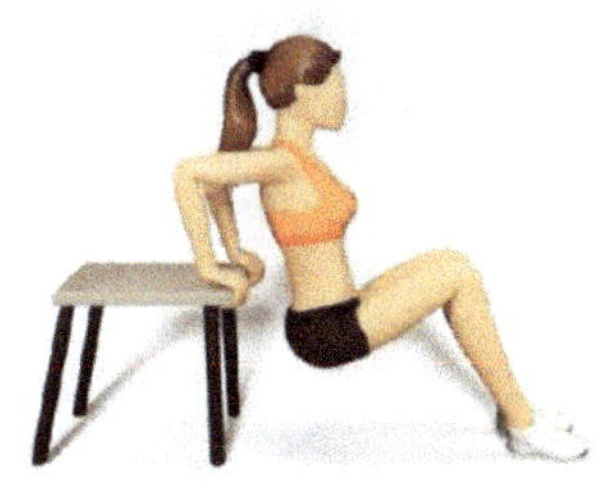

ESERCIZI PER TONIFICARE LE GAMBE

Anche per questi esercizi valgono le cose dette per gli altri: addominali attivi, posizione delle ginocchia corrette. Negli esercizi a terra, quelli dove ti troverai sul fianco, controlla che il tallone della gamba a terra, il bacino e le spalle siano sulla stessa linea. Nel caso perdessi l'equilibrio non preoccuparti, puoi piegare il ginocchio della gamba a terra e sarai più stabile. La testa puoi tenerla come troverai descritto oppure, cosa che in realtà preferisco, appoggiarla sul braccio piegato, in questo modo il collo rimarrà in linea con la colonna vertebrale.

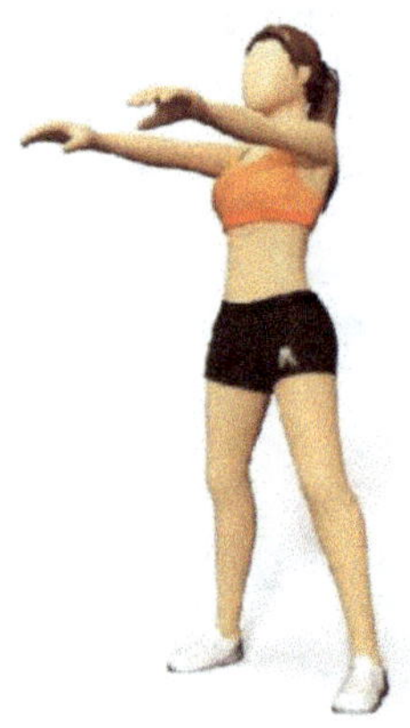

Gambe divaricate, talloni oltre la linea delle spalle e punte dei piedi leggermente ruotate verso l'esterno.

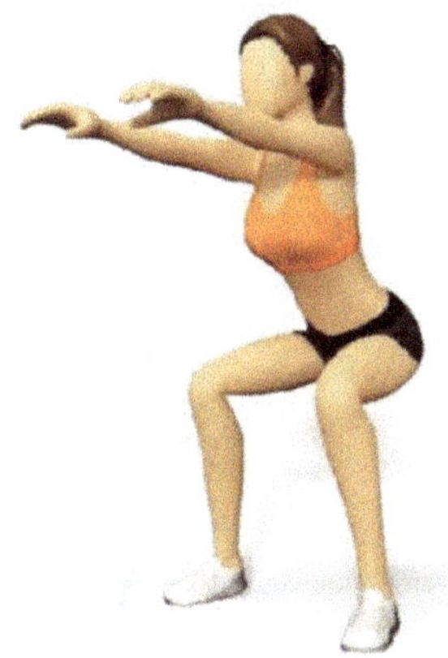

Fletti le gambe fino a portare le cosce in posizione parallela rispetto al pavimento. Le ginocchia seguono la linea dei piedi, il busto rimane eretto. Ritorna in posizione di partenza contraendo i muscoli interni delle cosce (adduttori).

Affondi laterali
3 serie da 10

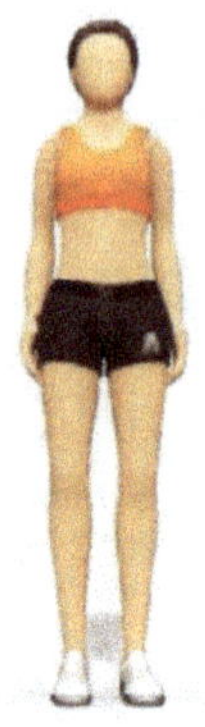 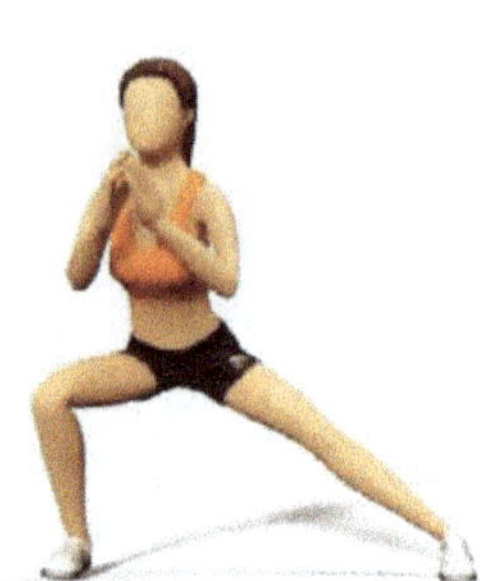

Partenza in posizione eretta con i piedi e le anche allineati. Fare un grande passo verso l'esterno, il busto si flette leggermente in avanti e il bacino si sposta leggermente indietro. La gamba opposta rimane tesa. Fermati quando la coscia sarà parallela al pavimento.

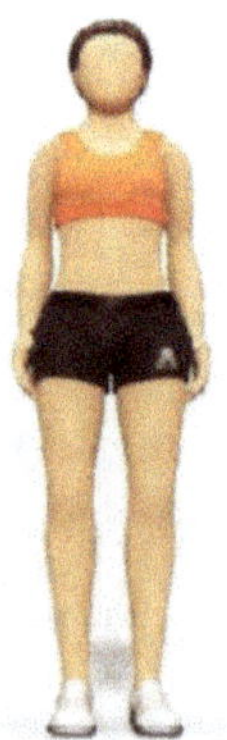 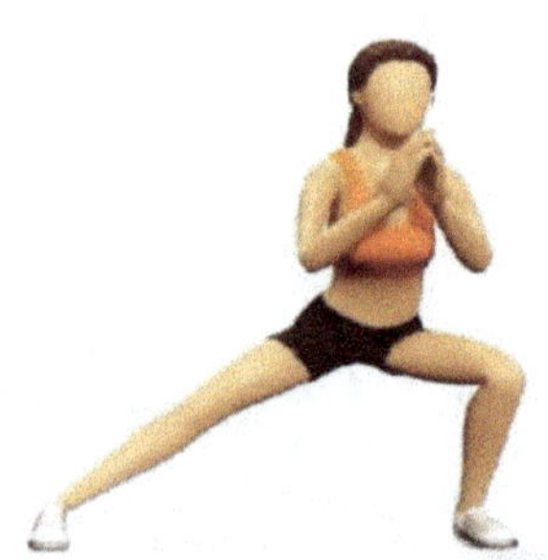

Spingi sul piede per tornare alla posizione di partenza e ripeti dalla parte opposta.

In Linea Donna

VIP CLUB

Come hai compreso curare il proprio corpo e la propria mente è un processo che non ha fine. Non possiamo pensare di stare bene 2/3 mesi e poi sospendere tutto e non fare più nulla.

Proprio per questo abbiamo dato vita ad un percorso, davvero unico e speciale, che oltre a darti la possibilità di prenderti cura tutto l'anno ti offre dei vantaggi e delle emozioni speciali:

il VIP CLUB.

Sicuramente ne hai sentito parlare, magari ti sei incuriosita vedendo qualche video su nostre clienti accolte come Regine nel nostro centro.

Cos'è il VIP CLUB?

È un abbonamento annuale ai nostri trattamenti con tanti privilegi che ti permette di accedere al Golden Beauty come se fosse il tuo centro privato.

Entrando nel VIP CLUB avrai tutti i seguenti vantaggi:

- PRIORITY LIST: Essere parte del VIP CLUB significa essere inserite in una priority list, ci sarà sempre un posto per te nel momento in cui ti è più comodo.
- TUTTE LE MACCHINE A TUA DISPOSIZIONE: Avrai la possibilità di ricevere trattamenti con tutte le macchine presenti in Istituto al momento dell'entrata in questo esclusivo e lussuoso club. Questo è un punto fondamentale! Avere a disposizione tutte le nostre –

tantissime - macchine ci permetterà di risolvere qualsiasi inestetismo con precisione.

- SCONTI: Se sei una vip avrai degli sconti speciali e dedicati solo a te per l'acquisto di prodotti viso e corpo e su edizioni speciali di trattamenti.

- BENVENUTO IN CABINA: riserveremo per te il comfort migliore in cabina, riceverai:
    - un morbido accappatoio personalizzato con il tuo nome
    - ciabattine con sacchetto GB
    - pochette GB
    - Sacca GB dove riporre tutti i tuoi effetti
    - Ricettario per mantenerti in forma tutto l'anno
    - Ad ogni appuntamento verrai accolta con uno snack proteico e una tisana calda, da poter consumare comodamente in cabina.

- UNA DIAGNOSI AL MESE: 1 volta al mese, avrai un'ora con la Responsabile Tecnica che controllerà i tuoi progressi. Questo ci aiuterà a valutare come proseguire adeguatamente il tuo percorso di remise en forme e se sarà necessario verrà messo a punto un programma nuovo per arrivare all'obiettivo che ci siamo prefissate.

Come se tutto questo non fosse sufficiente ti lascio immaginare cosa significherà essere una VIP Golden: pensa che durante la posa di un macchinario sul corpo, avrai un'operatrice che si dedicherà alla cura del tuo viso con manualità e macchinari specifici, il tutto incluso nella tua ora di trattamento. Immagina di uscire dalla cabina e ritrovarti la macchina pulita. Si perché

In Linea Donna

mentre eri rilassata tra le mani delle nostre operatrici abbiamo incaricato una persona esperta affinché ti lavasse con accuratezza l'auto. Immagina di poter andare gratis dal parrucchiere due o quattro volte al mese in base al tipo di abbonamento che hai sottoscritto.

Ai nostri esclusivi eventi sarai la protagonista, avrai un accesso riservato e un autista che verrà a prenderti a casa.

E poi ogni mese avrai un bellissimo regalo, sempre diverso e sempre utile.

Chiaramente più grande sarà il tuo abbonamento più vantaggi avrai.

Ma non è meraviglioso?

Vuoi maggiori informazioni in merito?

Scrivici o vieni in istituto per saperne di più.

Attenzione però!!! Dopo non potrai farne più a meno.

TESTIMONIANZE

Fino a questo momento abbiamo parlato noi.

Adesso lasciamo che siano alcune delle oltre 2000 donne a raccontarti cosa sia davvero In Linea Donna.

In Linea Donna

CRISTINA T.

Ho iniziato casualmente a vedere il faccino di Orsola su Facebook. Quello è stato il primo input che mi ha dato il modo di conoscere questo Centro. Vi ho seguito in sordina, per parecchio tempo. Mi ha incuriosito il sito, la pagina e quello che diceva Orsola.

Un giorno tra le tante cose che postavano sulla pagina del Golden ho incrociato il volto di una persona conosciuta che faceva una videotestimonianza come questa che sto facendo io oggi. Quello è stato il valore aggiunto.

Decido di fare il primo colloquio con Orsola. Quella consulenza, il 14 dicembre che mi ha aperto veramente il cuore e la mente. Orsola è stata molto accogliente, mi ha organizzato la mente in pochi minuti. Mi ha dato subito il la per dire "sì questo è per questo che voglio fare".

Sicuramente è cambiato in meglio il mio stile di vita, il livello di energia, la qualità del sonno. Mi sveglio alle 6:00 ma con forza, con energia, con voglia. Diversamente da quello che succedeva prima.

La mia giornata è indubbiamente più ricca, più energica, più positiva, più fruttuosa. Mi sento più solare. Invece negli ultimi anni mi ero un po' spenta.

Inoltre il mio guardaroba è completamente rinnovato, cambiato. Prima mi vestivo un po' come potevo, adesso invece ho difficoltà nel scegliere quello che devo acquistare. Decisamente adesso mi diverte andare in negozio d'abbigliamento, prima compravo solo scarpe.

Ho perso ventidue chili in circa sette mesi. Ho perso anche molti centimetri, da una 52 a una 42.

Tutti i giorni consiglio questo percorso. Nomino Orsola ogni giorno, perché ogni giorno ricevo complimenti da persone che mi conoscono da tanto tempo, che mi hanno conosciuto come ero e come sono diventata, anzi come sono ritornata ad essere. È evidente quindi che non dico bugie. Ma ogni giorno consiglio il Golden Beauty.

Io consiglio il Golden Beauty tutti i giorni, indipendentemente dall'età. Orsola ha sempre un programma per qualsiasi situazione. È un modo per darsi un'occasione. Dalla consulenza non si esce sicuramente a mani vuote. Ho consigliato il Golden a tante mie amiche e conoscenti. E anche loro hanno iniziato a seguire un percorso di dimagrimento con molti risultati.

In Linea Donna

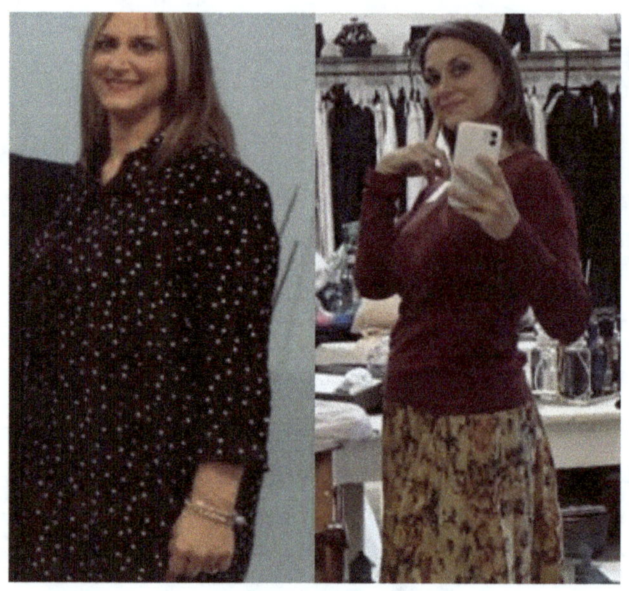

Guarda la videotestimonianza
Di Cristina

In Linea Donna

STEFANIA L.

Conosco Orsola da tantissimi anni e l'ho sempre stimata come persona e professionista.

Ho deciso ad un certo punto della mia vita di rivolgermi a lei e al suo Centro per intraprendere un percorso di dimagrimento.

In circa 2 mesi, fatto con il Golden Beauty di Orsola, sono riuscita a dimagrire circa 15kg.

Hanno pensato per me una serie di trattamenti e di tecnologie che facessero al mio caso e fu il centro studi a pianificare la mia alimentazione.

Io mi sono trovata benissimo, il personale formato da Orsola è eccezionale e sono tutte brave, indistintamente. Mi sono approcciata alle tecnologie in maniera molto serena e mi sono totalmente affidata a loro.

Consiglio quotidianamente il Centro Golden Beauty ormai a tutti. Mi chiedono grazie a quale centro ho raggiunto questi risultati.

Il traguardo raggiunto mi ha consentito di indossare tantissimi vestiti che ormai io avevo dimenticato, concedermi delle scollature e chiaramente per una donna riacquistare il proprio peso forma si può dire che è tutto.

In Linea Donna

Orsola c'è sempre. Credo di averle scritto a qualsiasi ora per pareri, consulti su cosa mangiare, come muovermi. quindi devo dire che loro sono presenti costantemente.

Io ritengo che l'aspetto vincente di questo percorso sia stato il Metodo Integrato di Orsola, l'associazione di alimentazione e trattamenti. Per questo sceglierei loro altre mille volte.

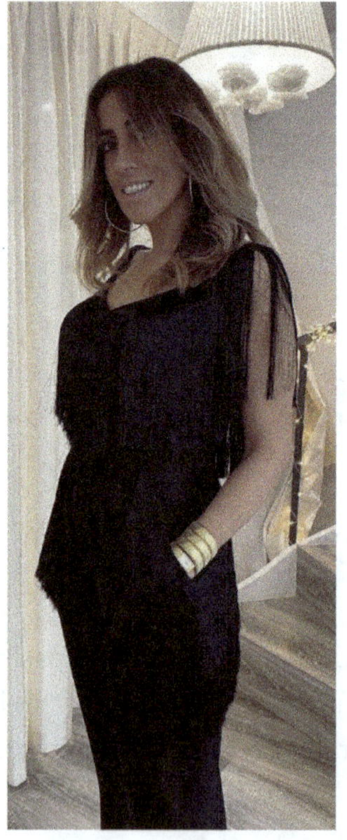

Guarda la videotestimonianza
Di Stefania

In Linea Donna

GIOVANNA I.

Ho scoperto il Golden Beauty di Orsola Bruno attraverso una pubblicità sui Social. Non avevo un'esigenza reale di dimagrimento, ma dovevo risolvere un problema di RITENZIONE IDRICA.

Tutto lo staff con l'aiuto di Orsola Bruno mi ha aiutato non solo a risolvere il problema della ritenzione idrica, ma anche ad intraprendere un nuovo stile di vita, non fatto solo di alimentazione corretta ma anche di attività fisica. Attraverso un percorso fatto anche di gesti semplici, come bere dai 2 ai 4 litri di acqua al giorno, o addirittura spazzolarsi il corpo mattina e sera, coadiuvati dall'utilizzo di macchinari performanti, si raggiungono davvero ottimi risultati.

Consiglio il Golden Beauty perché l'evoluzione è a 360°, non si viene in Istituto solo per ricevere un trattamento, al di là del comfort offerto da tutta l'equipe, c'è l'insegnamento di un corretto stile di vita. Grazie al Golden Beauty la sera non ho più dolori alle gambe. Avvertivo sempre un senso di pesantezza. Ho superato i 40, ma avevo tanti dolori, la notte avevo sempre i crampi e la mattina avevo sempre questo senso di pesantezza, nonostante pensassi di aver riposato bene. Ma oggi non ho più questo problema, non ho più la ritenzione idrica.

Ci sono vari luoghi comuni in merito alla cellulite: "non si combatte", "se hai problemi di ritenzione idrica non li risolverai mai". Infatti all'inizio quando Orsola mi diceva che basta bere, spazzolare il corpo e sottoporsi ai giusti trattamenti ero abbastanza scettica. Seguire i suoi consigli, invece, mi ha portata ad avere dei bellissimi risultati. Non avevo problemi di chili di troppo, ma le gambe erano visibilmente più gonfie, oggi invece sono notevolmente più snelle.

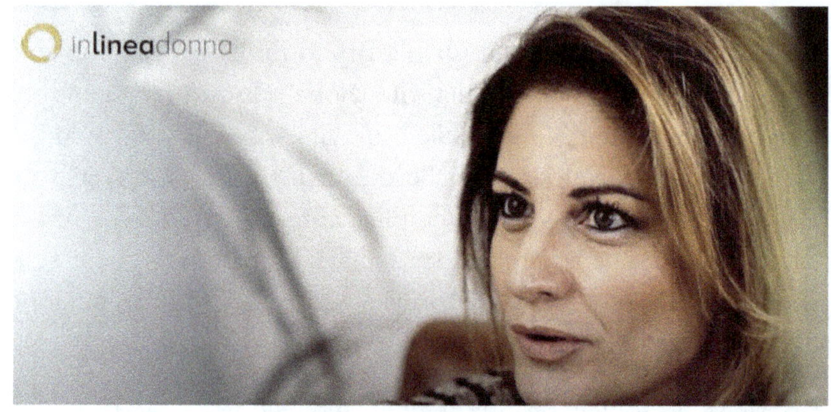

Guarda la videotestimonianza
Di Giovanna

In Linea Donna

ROSALBA B.

Ho deciso di venire al Golden Beauty, perché ero diventata nemica di me stessa.

Non mi accettavo più,non mi vedevo più bene e soprattutto non sentivo più bene.avevo sempre mal di testa, mi sentivo sempre spossata e affaticata. I miei incubi peggiori erano allacciarmi le scarpe ed entrare in un negozio perché mi sentivo ripetere sempre la stessa frase "mi dispiace ma i nostri vestiti arrivano massimo alla 46".

Allora un giorno guardandomi allo specchio mi sono decisa a dare una svolta alla mia vita. E così girando sui social e seguendo la pagina del Golden Beauty, vedendo le vare testimonianze e foto a confronto e argomenti interessanti di Orsola Bruno, ho deciso di prenotare una consulenza con lei.

Ho iniziato a fine novembre il percorso In Linea Donna. Ho avuto ottimi risultati fin da subito, grazie ad una buona alimentazione e l'utilizzo di macchinari eccellenti, ma anche grazie alle mani d'oro delle ragazze dello staff. Dopo 15 gg ho perso 6 kg, e mi ritrovo ad oggi con ben meno 20 kg e tanti tanti centimetri in meno.

Ho persoi 20 kg in maniera molto uniforme, sono sempre molto tonica anche senza palestra, solo grazie ai macchinari utilizzati.

In Linea Donna

Consiglio tanto il programma In Linea Donna al Golden Beauty, perché ti fa rinascere **in tutto.**

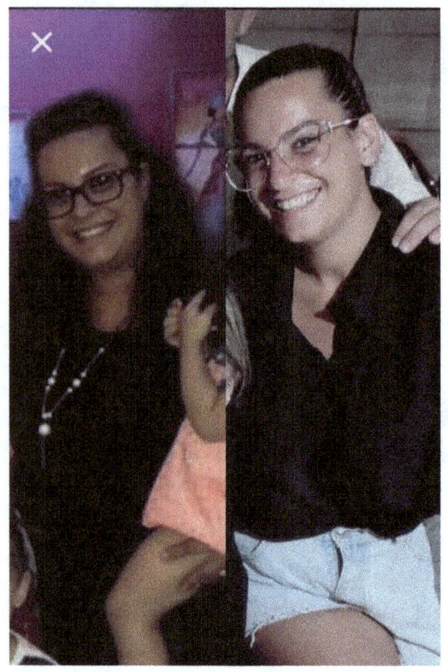

Guarda la videotestimonianza
di Rosalba

In Linea Donna

ROBERTA F.

Ho conosciuto il Golden Beauty attraverso una pubblicità su FB, proprio in un periodo della mia vita in cui stavo cercando di perdere quei chili di troppo presi durante il lock down e a causa di una serie di eventi negativi che si sono verificati.

Ho deciso di fare una consulenza con Orsola Bruno, e devo dire che sin dal primo incontro non ho avuto alcuna esitazione ad iniziare questo percorso. Subito Orsola mi ha fatto capire quanto fossero sbagliate le mie abitudini soprattutto relativa alla mia alimentazione basata quasi esclusivamente su cibo spazzatura.

Ho subito capito che dovevo cambiare stile di vita e che questo era il percorso adatto a me, perché abbracciava sia la sfera alimentare che i trattamenti. Infatti il percorso In Linea Donna non garantisce solo la perdita di peso ma anche un rimodellamento del corpo.

Al momento sono passate 8 settimane e fino ad ora ho perso 8,2 kg. Mi sento meglio anche dal punto di vista salutare, ho cambiato totalmente le mie abitudine. Mi piace anche quello che vedo nello specchio, a differenza di quello che accadeva prima che non mi riconoscevo più, proprio a causa dei chili di troppo presi. Ovviamente all'inizio avevo dubbi. Perdere otto chili in otto settimane sembrava un sogno. Invece è stato così.

In Linea Donna

Ciò che mi ha convinto sono state le testimonianze. Donne che vedevo davvero felici di aver intrapreso questo percorso e foto di prima e dopo davvero impressionanti.

Consiglierei questo percorso a tutte quelle donne che stanno attraversando un periodo particolare della propria vita, in cui non stanno bene con se stesse, perché questo incide sulla propria autostima. Non stare bene con se stessi si ripercuote nella nostra vita di tutti i giorni, nelle relazioni e nel lavoro. Invece abbiamo una soluzione a questo problema, e una di queste è proprio rivolgersi al Golden Beauty.

Ciò che differenzia questo percorso da una semplice diete, sono proprio i trattamenti abbinati all'alimentazione. Qui ci sono tanti macchinari davvero innovativi, oltre che uno staff di professioniste.

Oggi mi senti molto più sicura di me. Mi piace l'immagine di me allo specchio. Riesco ad indossare pantaloni che prima non riuscivo più a mettere e giacche attillate. Sto assolutamente meglio ed ho accresciuto anche la mia autostima.

Di sicuro rifarei questa scelta altre mille volte. Sono veramente entusiasta di questo percorso. Scegliete il Golden Beauty.

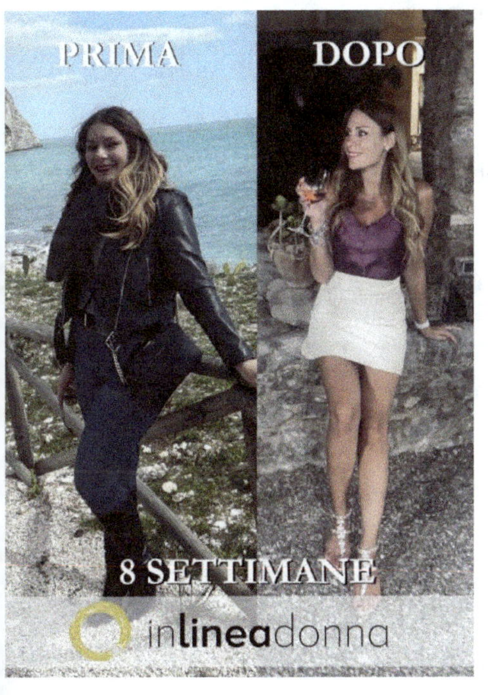

Guarda la videotestimonianza
di Roberta

In Linea Donna

INGRID C.

Mi sono rivolta al Golden Beauty perchè ero leggermente in sovrappeso, diciamo che sono stata sempre stata fissata con le diete quindi il mio pallino era dimagrire.

Golden Beauty mi ha aiutata a raggiungere il mio obiettivo e in soli due mesi ho perso 10 kg. Il mio stile di vita è cambiato, ad esempio, l'alimentazione; non mi pesa mangiare quello che mangio anche perchè mi posso permettere tanti sgarri anche con i prodotti proteici dedicati che trovo da Golden Beauty, mi rivolgo a loro soprattutto per i trattamenti.

Orsola è stata veramente una mia compagna di viaggio nel momento in cui io ho iniziato.

Non mi ha lasciata mai sola, mi sono sempre sentita veramente - tra virgolette - protetta perchè anche se avevo un minimo dubbio, lei riusciva ad aiutarmi nel mio percorso.

Certo i momenti di sconforto ci possono sempre stare, ripeto, ho fatto tante tante diete ma questa io non la chiamo una dieta perchè io sono rinata;

Grazie a lei ho riscoperto me stessa.

Chiunque, quando mi vede, dice: "nei tuoi occhi si vede veramente una persona completamente diversa da quella che eri".

Io sono sempre stata solare , ma ora, ma ora lo sono maggiormente proprio perchè mi sento bene con me stessa, e riesco a condividere questa positività con gli altri.

Consiglierei il Golden Beauty ad un'amica?

Sicuramente si!

Perchè io per prima ho provato cosa vuol dire affidarsi a Golden Beauty, e ora posso raccontare la mia storia di rinascita.

La mia parola chiave in questo percorso era proprio la rinascita, ora io mi sento una donna nuova e questa è la cosa che riesco a trasmettere agli altri.

Proprio per il lavoro che faccio incontro sempre tante persone è la cosa che mi dicono spesso è " sei sempre sorridente, bella", si sono accorti che c'è stato un cambiamento in me, e che trasmetto più positività.

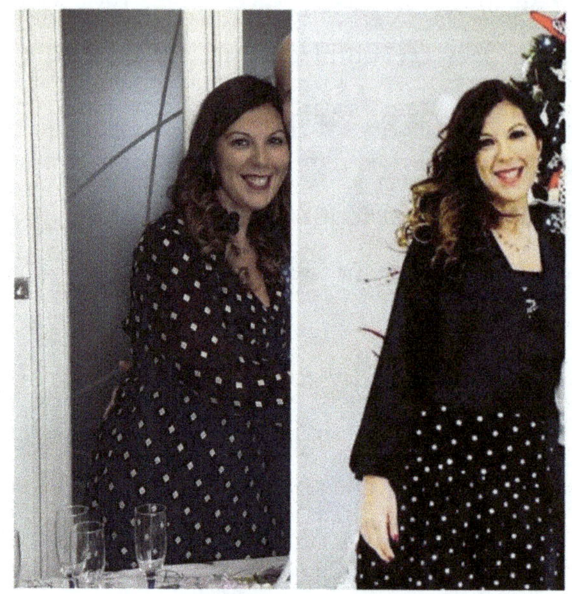

*Guarda la videotestimonianza
di Ingrid*

In Linea Donna

CONCLUSIONI

Noi abbiamo cercato di darti qualche buon consiglio, secondo la nostra esperienza ventennale e seguendo ciò che la scienza ha abbondantemente dimostrato. Siamo certe che tutto ciò ti aiuterà a raggiungere i tuoi obiettivi nel minore tempo possibile, con un'attenzione al tuo benessere fisico e psicologico.

Il vero punto di forza del metodo In Linea Donna è il nostro amore per questo lavoro. Per cui sentiti sempre libera di chiederci qualsiasi cosa, se hai dubbi o perplessità, Orsola e il suo staff saranno sempre a tua disposizione e sempre pronte a sostenerti. Non dimenticare il nostro gruppo di supporto su Facebook "I Segreti di Golden Beauty", troverai tante donne che come te si sono impegnate e hanno ritrovato se stesse più belle e più felici.

Ricorda che il momento ideale per rimettersi in forma non esiste… OGGI è il giorno giusto per ricominciare a prenderti cura di te, oggi è il giorno giusto per tornare ad essere felice.

Non ci resta che augurarti un buon percorso con In Linea Donna, Orsola e tutto il suo staff sempre al tuo fianco.

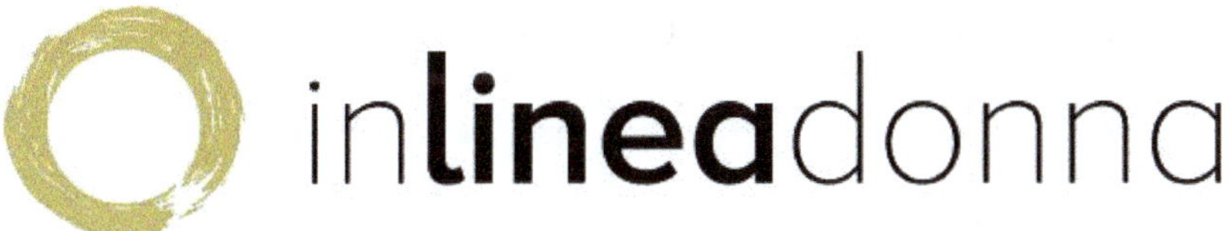

Credi in te stesso e in tutto ciò che sei.

Sappi che dentro di te c'è qualcosa di più grande di qualsiasi ostacolo.

Christian D. Larson

ANNOTA QUI I TUOI PROGRESSI

In Linea Donna

In Linea Donna

In Linea Donna

In Linea Donna

In Linea Donna

In Linea Donna

In Linea Donna

In Linea Donna

In Linea Donna

Golden Beauty

Via Roccantonio F. D'Amelio, 7

71122 – Foggia (FG)

Telefono 0881-707752

Email: info@goldenbeautyfoggia.it

www.inlineadonna.it

FB: https://www.facebook.com/goldenbeautyfoggia1

IG: @GB_OrsolaBruno